10 Exercices D'Hypnose Pour Maigrir

Drplusliberte

Publications 2019 France
DrPlusLiberte
Tous Les Droits Sont Réservés
Interdiction De Duplication

MERCI

Merci à tous les lecteurs,et tous les passionnés de livres

Introduction

Ce livre peut vous aider à maigrir ou à conserver votre minceur
-Vous trouverez des techniques d'hypnose efficaces pour aider à perdre du poids ou à conserver sa minceur
-

Exercice n°1

-Régression visualisation de retour dans passé lointain et passé proche pour Gestions des croyances négatives en rapport avec la minceur,la perte de poids

Grâce à la technique hypnotique de régression hypnotique vous pouvez vous visualiser dans le passé afin de mieux réparer des erreurs du passé ou développer des ressources

1.Pretalk Anamnèse
Avant d'utiliser la technique hypnotique de «régression,visualisation de retour dans passé..»» voici un rappel important :

Pendant cette phase,je vous propose d'essayer de comprendre votre rapport avec «« **les croyances en rapport avec la régression,la visualisation»»** ...
.Si vous êtes thérapeute avec la personne que vous voulez hypnotiser ,je vous invite à essayer de lui poser les bonnes questions,la mettre en confiance

2.Fusibles pour sécurité(Facultatifs puisque l'hypnose n'est pas quelque chose de risquée si tout est fait comme il se doit)

-Je vous invite à programmer des fusibles **en rapport avec les croyances en rapport avec la perte de poids**
-Par exemple :
-Votre subconscient vous sortira de l'hypnose dès qu'il y a gêne ou obstacle en rapport avec les croyances négatives

-Si vous voulez renforcer la sécurité , je vous invite à faire recours à des fusibles,vous pouvez programmer des systèmes de sécurité,dans l'objectif de rassurer la personne qui va être hypnotisée ;

3.Posture

-à présent la personne qui va entrer en hypnose est invitée à choisir la posture convenable à condition d'être confortablement assise ou débout

4.Les Yeux

-Ensuite,la personne qui va entrer en hypnose est invitée à fermer les yeux

5.-Induction-suggestions

-Maintenant Vous pouvez Concentrer votre attention au niveau de votre respiration
-à chaque inspiration vous pouvez vous visualiser dans le passé en train de réparer vos erreurs,en effaçant les mauvaises croyances aux sujets de minceur,perte poids,..

-Puis vous pouvez vous imaginer de retour dans le présent avec de nouvelles croyances positives aux sujets de minceur,perte de poids,des croyances comme ce n'est pas si compliqué de maîtriser son poids,il n y a aucun mal à contrôler son poids au quotidien,avoir le poids idéal de son choix peut améliorer la vie d'un être humain

-à présent Vous pouvez respirer en fermant la narine gauche puis la narine droite,

-vous pouvez laisser votre corps se relaxer,prenez le temps de ressentir ces sensations agréables

-Puis à chaque expiration vous pouvez vous imaginer en train d'expulser les croyances négatives en rapport avec la minceur et la perte de poids, des croyances négatives qui font prendre du poids,des croyances négatives qui découragent les gens qui veulent perdre du poids;des croyances négatives comme c'est trop contraignant de diminuer consommations des aliments trop caloriques comme les aliments sucrés…

6.Sortir de l'état de transe hypnotique
-à présent la personne hypnotisée est invitée à s'imaginer en train de sortir de la transe hypnotique

7.Bilan de fin de séance
-Ensuite,Une fois sortie de l'hypnose,la personne hypnotisée est invitée à prendre le temps de respirer le plus naturellement possible..

-Points Bénéfiques De Cet Exercice n° 1
.permet de se libérer des croyances négatives en rapport avec la perte de poids,minceur
.favorise la minceur
. permet de reconditionner le corps pour qu'il s'adapte à des habitudes de minceur
.Permet au cerveau de se préparer de s'adapter et d'activer des habitudes de minceur

Exercice Hypnotique n° 2

Parler à son enfant intérieur des aliments trop caloriques

-Grâce à cette technique de l'enfant intérieur,vous pouvez perdre du poids en visualisant votre enfant intérieur en train de remplacer les mauvaises habitudes alimentaires par des bonnes habitudes alimentaires

1.Pre-talk Anamnèse
Avant d'utiliser la technique hypnotique «pour maigrir en parlant à son enfant intérieur» voici un rappel important :

Pendant cette phase,je vous propose d'essayer de comprendre votre rapport avec **«technique de l'enfant intérieur,alimentations saines et pas saines..»**
.Si vous êtes thérapeute avec la personne que vous voulez hypnotiser ,je vous invite à essayer de lui poser les bonnes questions,la mettre en confiance

2.Fusibles pour sécurité(Facultatifs puisque l'hypnose n'est pas quelque chose de risquée si tout est fait comme il se doit)

-Je vous propose de programmer des fusibles en rapport avec « »

-Par exemple :
-Fusible 1 :Votre subconscient vous sortira de l'hypnose dès « dès qu'il y agêne ou obstaclesen rapport avec les pensées négatives concernant les sujets des aliments trop caloriques….»

-Si vous voulez renforcer la sécurité , je vous invite à faire recours à des fusibles,vous pouvez programmer des systèmes de sécurité,dans l'objectif de rassurer la personne qui va être hypnotisée ;

3.Posture

-à présent la personne qui va entrer en hypnose est invitée à choisir la posture convenable à condition d'être confortablement assise ou débout

4.Les Yeux

-Ensuite,la personne qui va entrer en hypnose est invitée à fermer les yeux

5.-Induction-suggestions

-Vous pouvez concentrer votre attention au niveau de votre coeur,,inspirez profondément,

-ensuite,vous pouvez prendre le temps le temps de visualiser le bien -être installé grâce à la qualité de votre respiration

-à chaque inspiration,vous pouvez vous visualiser en face de votre double ou votre semblable,

-Plus vous inspirez,plus votre enfant intérieur vous explique ce qu'il a appris sur les dangers de trop manger les aliments hypercaloriques
-Plus vous expirez plus vous expulsez les croyances négatives en rapport avec minceur,perte de poids..

6.Sortir de l'état de transe hypnotique
-à présent la personne hypnotisée est invitée à s'imaginer en train de sortir de la transe hypnotique

7.Bilan de fin de séance
-Ensuite,Une fois sortie de l'hypnose,la personne qui était hypnotisée est invitée à prendre le temps de respirer le plus naturellement possible..

-Points Bénéfiques De Cet Exercice n° 2
.Permet de diminuer consommation des aliments trop caloriques afin de mieux maigrir
. permet de reconditionner le corps pour qu'il s'adapte à des habitudes de minceur
.Permet au cerveau de se préparer de s'adapter et d'activer des habitudes de minceur

Exercice Hypnotique n° 3

Dissociation hypnotique, voir son double en train d'arrêter le grignotage des aliments trop caloriques

-Grâce à cette technique hypnotique de dissociation vous pouvez réussir à arrêter le grignotage des aliments trop caloriques

Avant d'utiliser la technique hypnotique de « dissociation anti-grignotage» voici un rappel important :

Pendant cette phase,je vous propose d'essayer de comprendre votre rapport avec «« **dissociation ,grignotage,les aliments trop caloriques..»»**
.Si vous êtes thérapeute avec la personne que vous voulez hypnotiser ,je vous invite à essayer de lui poser les bonnes questions,la mettre en confiance

2.Fusibles pour sécurité(Facultatifs puisque l'hypnose n'est pas quelque chose de risquée si tout est fait comme il se doit)

-Je vous invite à programmer des fusibles en rapport avec «grignotage des aliments trop caloriques »

-Par exemple :

-Fusible 1 :Votre subconscient vous sortira de l'hypnose dès « qu'il y a gêne ou obstaclesà cause d'une pensée négative en rapport avec le grignotage»

-Si vous voulez renforcer la sécurité , je vous invite à faire recours à des fusibles,vous pouvez programmer des systèmes de sécurité,dans l'objectif de rassurer la personne qui va être hypnotisée ;

3.Posture

-à présent la personne qui va entrer en hypnose est invitée à choisir la posture convenable à condition d'être confortablement assise ou débout

4.Les Yeux

-Ensuite,la personne qui va entrer en hypnose est invitée à fermer les yeux

5.-Induction-suggestions

-je vous invite à porter votre attention au niveau de votre estomac,prenez le temps de ressentir des sensations positives au niveau de votre estomac

-à chaque inspiration,vous visualisez votre double en train de résister au grignotage des aliments trop caloriques

-Puis à chaque expiration,vous visualisez votre double en train de supprimer les budgets dont il avait l'habitude de réserver aux achats des aliments trop caloriques

-puis à chaque inspiration,vous visualisez votre double en train d'acheter des aliments peu caloriques

-maintenant,vous pouvez prendre le temps de visualiser combien votre double a perdu du poids

6.Sortir de l'état de transe hypnotique

-à présent la personne hypnotisée est invitée à s'imaginer en train de sortir de la transe hypnotique

7.Bilan de fin de séance

-Ensuite,Une fois sortie de l'hypnose,la personne qui était hypnotisée est invitée à prendre le temps de respirer le plus naturellement possible..

-Points Bénéfiques De Cet Exercice n° 3

-aide à éliminer l'habitude de grignoter

-permet de perdre du poids

. permet de reconditionner le corps pour qu'il s'adapte à des habitudes de minceur

.Permet au cerveau de se préparer de s'adapter et d'activer des habitudes de minceur

Exercice Hypnotique numéro 4

Visualisation Hypnotique,pour se visualiser avec le corps de ses rêves

-Grâce à cette technique hypnotique de visualisation hypnotique,vous pouvez favoriser votre chance de maigrir en vous visualisant avec le corps de vos rêves

1.Pre-talk Anamnèse

Avant d'utiliser la technique hypnotique de « visualisation hypnotique » voici un rappel important :

Pendant cette phase,je vous propose d'essayer de comprendre votre rapport avec
«« visualisation,le fait de chercher à avoir corps de ses rêves....»»
.Si vous êtes thérapeute avec la personne que vous voulez hypnotiser ,je vous invite à essayer de lui poser les bonnes questions,la mettre en confiance

2.Fusibles pour sécurité(Facultatifs puisque l'hypnose n'est pas quelque chose de risquée si tout est fait comme il se doit)

-Je vous invite à programmer des fusibles en rapport avec «le corps de vos rêves »

-Par exemple :
-Fusible 1 :Votre subconscient vous sortira de l'hypnose dès «qu'il y a gêne ou obstaclesen rapport avec des pensées négatives concernant le poids idéal»

-Si vous voulez renforcer la sécurité , je vous invite à faire recours à des fusibles,vous pouvez programmer des systèmes de sécurité,dans l'objectif de rassurer la personne qui va être hypnotisée ;

3.Posture

-à présent la personne qui va entrer en hypnose est invitée à choisir la posture convenable à condition d'être confortablement assise ou débout

4.Les Yeux

-Ensuite,la personne qui va entrer en hypnose est invitée à fermer les yeux

5.-Induction-suggestions

-Maintenant je vous propose de concentrer votre attention au niveau de votre corps,de haut en bas

-Puis vous pouvez vous visualiser en train d'adopter les comportements des personnes minces,vous bougez

beaucoup plus que d'habitude,vous avez tourné le dos
à la mauvaise alimentation

6.Sortir de l'état de transe hypnotique
-à présent la personne hypnotisée est invitée à
s'imaginer en train de sortir de la transe hypnotique

7.Bilan de fin de séance
-Ensuite,Une fois sortie de l'hypnose,la personne qui
était hypnotisée est invitée à prendre le temps de
respirer le plus naturellement possible..

-Points Bénéfiques De Cet Exercice n° 4
-permet de se motiver pour trouver le poids idéal
-aide à atteindre ses objectifs de perte de minceur
. permet de reconditionner le corps pour qu'il s'adapte
à des habitudes de minceur
.Permet au cerveau de se préparer de s'adapter et
d'activer des habitudes de minceur

Exercice hypnotique numéro 5

Détente hypnotique pour programmer corps et cerveau à la perte de poids sans stress

-En utilisant cette technique de détente hypnotique vous pouvez favoriser votre chance de maigrir et perdre du poids sans stress

1.Pre-talk Anamnèse

Avant d'utiliser la technique hypnotique de «détente hypnotique» voici un rappel important :

Pendant cette phase,je vous propose d'essayer de comprendre votre rapport avec ««**la perte de poids,le stress..**»»
.Si vous êtes thérapeute avec la personne que vous voulez hypnotiser ,je vous invite à essayer de lui poser les bonnes questions,la mettre en confiance

2.Fusibles pour sécurité(Facultatifs puisque l'hypnose n'est pas quelque chose de risquée si tout est fait comme il se doit)

-Je vous invite à programmer des fusibles en rapport avec «programmation du corps et cerveau pour perdre du poids »

-Par exemple :
-Fusible 1 :Votre subconscient vous sortira de l'hypnose dès «qu'il y a gêne ou obstaclesen rapport avec pensées négatives concernant la programmation de corps et cerveau pour maigrir »

-Si vous voulez renforcer la sécurité , je vous invite à faire recours à des fusibles,vous pouvez programmer des systèmes de sécurité,dans l'objectif de rassurer la personne qui va être hypnotisée ;

3.Posture

-à présent la personne qui va entrer en hypnose est invitée à choisir la posture convenable à condition d'être confortablement assise ou débout

4.Les Yeux

-Ensuite,la personne qui va entrer en hypnose est invitée à fermer les yeux

5.-Induction-suggestions

-Maintenant Vous pouvez Concentrer votre attention au niveau de votre respiration,souffle
-Ensuite je vous invite à concentrer votre attention au niveau de votre corps et de votre esprit

-plus vous inspirez plus votre corps et votre esprit se préparent et s'adaptent pour vous aider à maigrir,à conserver la minceur..

-à chaque expiration,vous éliminez les croyances négatives en rapport avec la minceur,le surpoids...

6.Sortir de l'état de transe hypnotique
-à présent la personne hypnotisée est invitée à s'imaginer en train de sortir de la transe hypnotique

7.Bilan de fin de séance
-Ensuite,Une fois sortie de l'hypnose,la personne qui était hypnotisée est invitée à prendre le temps de respirer le plus naturellement possible..

-Points Bénéfiques De Cet Exercice n° 5
-permet de maigrir sans stress
-aide à conserver minceur sans stress
. permet de reconditionner le corps pour qu'il s'adapte à des habitudes de minceur
.Permet au cerveau de se préparer de s'adapter et d'activer des habitudes de minceur

Exercice hypnotique numéro 6

Se libérer des compulsions

-Vous pouvez vous libérer des compulsions en utilisant cet exercice hypnotique

1.Pre-talk Anamnèse

Avant d'utiliser la technique hypnotique de « gestion des compulsions » voici un rappel important :

Pendant cette phase,je vous propose d'essayer de comprendre votre rapport avec «« **la compulsion,les aliments trop caloriques,les aliments à indice glycémique très fort...»»**
.Si vous êtes thérapeute avec la personne que vous voulez hypnotiser ,je vous invite à essayer de lui poser les bonnes questions,la mettre en confiance

2.Fusibles pour sécurité(Facultatifs puisque l'hypnose n'est pas quelque chose de risquée si tout est fait comme il se doit)

-Je vous invite à programmer des fusibles en rapport avec «gestion des compulsions gourmandes »

-Par exemple :
-Fusible 1 :Votre subconscient vous sortira de l'hypnose dès « qu'il y a gêne ou obstacles à cause des pensées en rapport avec gestion des compulsions gourmandes»

-Si vous voulez renforcer la sécurité , je vous invite à faire recours à des fusibles,vous pouvez programmer des systèmes de sécurité,dans l'objectif de rassurer la personne qui va être hypnotisée ;

3.Posture

-à présent la personne qui va entrer en hypnose est invitée à choisir la posture convenable à condition d'être confortablement assise ou débout

4.Les Yeux

-Ensuite,la personne qui va entrer en hypnose est invitée à fermer les yeux

5.-Induction-suggestions

-Je vous invite à vous imaginer dans un lieu paradisiaque,c'est peut -être une plage au soleil,une forêt,une montagne,un endroit où vous êtes en sécurités sans stress

-Maintenant Vous pouvez Concentrer votre attention au niveau de votre respiration,votre souffle ;prenez le temps de ressentir des sensations positives engendrées par votre respiration

-je vous propose de vous imaginer en face des tentations,imaginez -vous en face de vos aliments préférés,

-Alors que vous avez êtes tentés de sauter dessus pour grignoter,les oiseaux vous apportent des fruits et légumes de qualité

-Chaque inspiration augmente votre envie de manger des aliments sains,fruits et légumes...et autres aliments moins caloriques

-Chaque expiration diminue votre envie de manger les aliments trop caloriques comme le chocolat,les boissons sucrées industrielles …

6.Sortir de l'état de transe hypnotique

-à présent la personne hypnotisée est invitée à s'imaginer en train de sortir de la transe hypnotique

7.Bilan de fin de séance

-Ensuite,Une fois sortie de l'hypnose,la personne qui était hypnotisée est invitée à prendre le temps de respirer le plus naturellement possible..

-Points Bénéfiques De Cet Exercice n° 6
-aide à se libérer des compulsions gourmandes
-permet de maigrir
. permet de reconditionner le corps pour qu'il s'adapte à des habitudes de minceur
.Permet au cerveau de se préparer de s'adapter et d'activer des habitudes de minceur

Exercice hypnotique numéro 7

Se libérer de l'addiction

-Grâce à ce type d'exercice hypnotique vous pouvez perdre du poids en vous libérant des mauvaises addictions

1.Pre-talk Anamnèse

Avant d'utiliser la technique hypnotique pour « maîtriser des addictions » voici un rappel important :

Pendant cette phase,je vous propose d'essayer de comprendre votre rapport avec ««« **les addictions alimentaires,les addictions de tous genres...**»»»
.Si vous êtes thérapeute avec la personne que vous voulez hypnotiser ,je vous invite à essayer de lui poser les bonnes questions,la mettre en confiance

2.Fusibles pour sécurité(Facultatifs puisque l'hypnose n'est pas quelque chose de risquée si tout est fait comme il se doit)

-Je vous invite à programmer des fusibles en rapport avec « gestion des addictions »

-Par exemple :
-Fusible 1 :Votre subconscient vous sortira de l'hypnose dès « qu'il y a gêne ou obstaclesà cause d'une pensée en rapport avec la gestion des addictions »

-Si vous voulez renforcer la sécurité , je vous invite à faire recours à des fusibles,vous pouvez programmer des systèmes de sécurité,dans l'objectif de rassurer la personne qui va être hypnotisée ;

3.Posture

-à présent la personne qui va entrer en hypnose est invitée à choisir la posture convenable à condition d'être confortablement assise ou débout

4.Les Yeux

-Ensuite,la personne qui va entrer en hypnose est invitée à fermer les yeux

5.-Induction-suggestions

-Je vous invite à penser à toutes vos croyances en ce qui concerne les addictions alimentaires

-chaque inspiration décuple votre envie de remplacer les mauvaises addictions alimentaires par des bonnes habitudes

-plus vous expirez plus vous éliminez les mauvaises addictions alimentaires

-à présent je vous invite à vous visualiser en train de porter les vêtements de vos rêves,des vêtements de minceur

6.Sortir de l'état de transe hypnotique
-à présent la personne hypnotisée est invitée à s'imaginer en train de sortir de la transe hypnotique

7.Bilan de fin de séance
-Ensuite,Une fois sortie de l'hypnose,la personne qui était hypnotisée est invitée à prendre le temps de respirer le plus naturellement possible..

-Points Bénéfiques De Cet Exercice n° 7

-aide à se libérer des addictions

-aide à perdre du poids,conserver minceur

. permet de reconditionner le corps pour qu'il s'adapte à des habitudes de minceur

.Permet au cerveau de se préparer de s'adapter et d'activer des habitudes de minceur

Exercice hypnotique numéro 8

-manger aliments moins caloriques

-En utilisant ce type d'exercice hypnotique vous pouvez maigrir en mangeant des aliments moins caloriques

1.Pre-talk Anamnèse

-Avant d'utiliser la technique hypnotique « pro-aliments moins caloriques» voici un rappel important :

-Pendant cette phase,je vous propose d'essayer de comprendre votre rapport avec «« **les aliments moins caloriques**»»
.Si vous êtes thérapeute avec la personne que vous voulez hypnotiser ,je vous invite à essayer de lui poser les bonnes questions,la mettre en confiance

2.Fusibles pour sécurité(Facultatifs puisque l'hypnose n'est pas quelque chose de risquée si tout est fait comme il se doit)

-Je vous invite à programmer des fusibles en rapport avec «les aliments moins caloriques »

-Par exemple :
-Fusible 1 :Votre subconscient vous sortira de l'hypnose dès « qu'il y a gêne ou obstacles à cause d'une penséeen rapport avec les aliments moins caloriques.»

-Si vous voulez renforcer la sécurité , je vous invite à faire recours à des fusibles,vous pouvez programmer des systèmes de sécurité,dans l'objectif de rassurer la personne qui va être hypnotisée ;

3.Posture

-à présent la personne qui va entrer en hypnose est invitée à choisir la posture convenable à condition d'être confortablement assise ou débout

4.Les Yeux

-Ensuite,la personne qui va entrer en hypnose est invitée à fermer les yeux

5.-Induction-suggestions

-je vous propose de respirer profondément

-Ensuite,Je vous invite à porter votre attention au niveau de vos intestins,puis au niveau de vos poumons

-à présent ,vous pouvez vous imaginer dans un magasin en face des aliments très caloriques et moins caloriques,
-Une voix intérieure négative vous dit de choisir les aliments trop caloriques
-Puis ,il y a une voix intérieure positive qui vous demande de choisir les aliments moins caloriques
-plus vous inspirez vous choisissez d'écouter la voix intérieure positives

-plus vous expirez plus choisissez de dire non à la voix intérieure négative

6.Sortir de l'état de transe hypnotique
-à présent la personne hypnotisée est invitée à s'imaginer en train de sortir de la transe hypnotique

7.Bilan de fin de séance

-Ensuite,Une fois sortie de l'hypnose,la personne qui était hypnotisée est invitée à prendre le temps de respirer le plus naturellement possible..

-Points Bénéfiques De Cet Exercice n° 8

-permet de prendre l'habitude de manger des aliments moins caloriques

-permet de conserver le poids de ses rêves

. permet de reconditionner le corps pour qu'il s'adapte à des habitudes de minceur

.Permet au cerveau de se préparer de s'adapter et d'activer des habitudes de minceur

Exercice hypnotique numéro 9

-Diminuer consommation aliments trop caloriques

-Grâce à cet exercice hypnotique vous pouvez doubler votre chance de maigrir en diminuant consommation des aliments trop caloriques

1.Pre-talk Anamnèse

Avant d'utiliser la technique hypnotique «pour diminution de consommation des aliments trop caloriques » voici un rappel important :

Pendant cette phase,je vous propose d'essayer de comprendre votre rapport avec ««« **réduction de consommation des aliments trop caloriques »»**
.Si vous êtes thérapeute avec la personne que vous voulez hypnotiser ,je vous invite à essayer de lui poser les bonnes questions,la mettre en confiance

2.Fusibles pour sécurité(Facultatifs puisque l'hypnose n'est pas quelque chose de risquée si tout est fait comme il se doit)

-Je vous invite à programmer des fusibles en rapport avec «consommations des aliments trop caloriques »

-Par exemple :
-Fusible 1 :Votre subconscient vous sortira de l'hypnose dès « qu'il y a gêne à cause d'une pensée ou obstaclesen rapport avec gestion des aliments trop caloriques »

-Si vous voulez renforcer la sécurité , je vous invite à faire recours à des fusibles,vous pouvez programmer des systèmes de sécurité,dans l'objectif de rassurer la personne qui va être hypnotisée ;

3.Posture

-à présent la personne qui va entrer en hypnose est invitée à choisir la posture convenable à condition d'être confortablement assise ou débout

4.Les Yeux

-Ensuite,la personne qui va entrer en hypnose est invitée à fermer les yeux

5.-Induction-suggestions

-Je vous invite à respirer intensément

-plus vous inspirez plus vous vous rendez compte qu'il n'est pas nécessaire de supprimer la consommation des aliments trop caloriques pour maigrir,ou rester avec le poids idéal,ce qui compte c'est de diminuer la quantité

-plus vous expirez plus vous éliminez les croyances négatives en rapport avec la consommation des aliments trop caloriques

6.Sortir de l'état de transe hypnotique
-à présent la personne hypnotisée est invitée à s'imaginer en train de sortir de la transe hypnotique

7.Bilan de fin de séance

-Ensuite,Une fois sortie de l'hypnose,la personne qui était hypnotisée est invitée à prendre le temps de respirer le plus naturellement possible..

-Points Bénéfiques De Cet Exercice n° 9

-permet d'éliminer l'habitude de manger des aliments trop caloriques

-permet de perdre du poids sans frustration

. permet de reconditionner le corps pour qu'il s'adapte à des habitudes de minceur

.Permet au cerveau de se préparer de s'adapter et d'activer des habitudes de minceur

Exercice hypnotique numéro 10

Vaincre la dépendance au sucre

En utilisant des exercices hypnotiques de ce genre,vous pouvez maigrir en éliminant la dépendance au sucre

1.Pre-talk Anamnèse

Avant d'utiliser la technique hypnotique « pour vaincre la dépendance au sucre » voici un rappel important :

Pendant cette phase,je vous propose d'essayer de comprendre votre rapport avec «« **la dépendance au sucre** »»
.Si vous êtes thérapeute avec la personne que vous voulez hypnotiser ,je vous invite à essayer de lui poser les bonnes questions,la mettre en confiance

2.Fusibles pour sécurité(Facultatifs puisque l'hypnose n'est pas quelque chose de risquée si tout est fait comme il se doit)

-Je vous invite à programmer des fusibles en rapport avec «la dépendance au sucre »

-Par exemple :
-Fusible 1 :Votre subconscient vous sortira de l'hypnose dès «qu'il y agêne ou obstaclesà cause d'une pensée en rapport avec la dépendance alimentaire »

41

-Si vous voulez renforcer la sécurité , je vous invite à faire recours à des fusibles,vous pouvez programmer des systèmes de sécurité,dans l'objectif de rassurer la personne qui va être hypnotisée ;

3.Posture

-à présent la personne qui va entrer en hypnose est invitée à choisir la posture convenable à condition
 d'être confortablement assise ou débout

4.Les Yeux

-Ensuite,la personne qui va entrer en hypnose est invitée à fermer les yeux

5.-Induction-suggestions

-Je vous propose de vous imaginer dans un lieu extraordinaire,vous êtes en train de regarder l'histoire

de 2 frères jumeaux,l'un est mince et l'autre en surpoids
-alors qu'ils avaient des silhouettes identiques,il y a quelques années en arrière;aujourd'hui l'un est mince et l'autre en stade d'obésité
-Vous vous demandez pourquoi l'un est mince et l'autre en surpoids,alors qu'ils sont des vrais jumeaux,et qu'ils étaient tous les 2 minces,il y a quelques

-plus vous inspirez plus vous vous rendez compte que l'un est un gros consommateur de sucre,des aliments sucrés et c'est en partie ce qui explique pourquoi,il est en stade d'obésité,alors que son frère jumeau est toujours mince

6.Sortir de l'état de transe hypnotique
-à présent la personne hypnotisée est invitée à s'imaginer en train de sortir de la transe hypnotique

7.Bilan de fin de séance
-Ensuite,Une fois sortie de l'hypnose,la personne qui était hypnotisée est invitée à prendre le temps de respirer le plus naturellement possible..

-Points Bénéfiques De Cet Exercice n° 10
-aide à vaincre l'addiction au sucre
. permet de reconditionner le corps pour qu'il s'adapte à des habitudes de minceur

.Permet au cerveau de se préparer de s'adapter et d'activer des habitudes de minceur

10 Exercices D'Hypnose Pour Maigrir

Drplusliberte